换个角度看世界

我们总是习惯用简单的"二分法"区分事物，比如好的、坏的，美的、丑的。可是你有没有想过，如果换个角度，可能结果就会出现"大反转"。

红狐狸贴出了"便便征集令"，小动物们都很吃惊，臭臭的便便能有什么用呢？随着小寒号鸟、小兔子、小蝙蝠的依次到来和红狐狸对便便的讲解，小动物们的认知开始出现反转，原来换个角度看，这些臭臭的便便竟然也可以成为治病的良药呀！最后出现的，是帮助抹香鲸送便便的乌龟，他虽然有点儿慢，但为了自己的好朋友不远千里，尽心尽力。红狐狸此时也恍然大悟，世界上珍贵的除了治病救人的良药，还有朋友之间比金还坚的友情呀！

小朋友们，你们在生活中有没有遇到过一些"不好"的事情呢？比如犯错误、遇到挫折、不想学习。这个时候，试着换个角度来看它们吧！挫折能磨炼我们的意志，错误能为我们提出警示；学习很辛苦，但日积月累的知识会让我们富有智慧。这样看来，这些事情是不是一下子都变"好"了呢？换个角度看世界，做一个乐观积极的小朋友吧！

红狐狸的
便便征集令

书小言 / 文　涂末末 / 绘

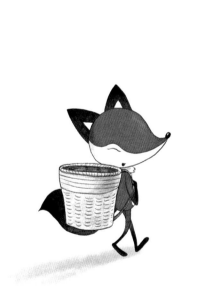

全国百佳图书出版单位

中国中医药出版社

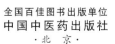

·北 京·

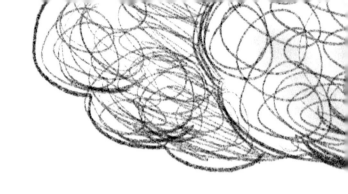

"啊！"

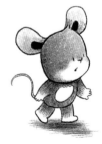

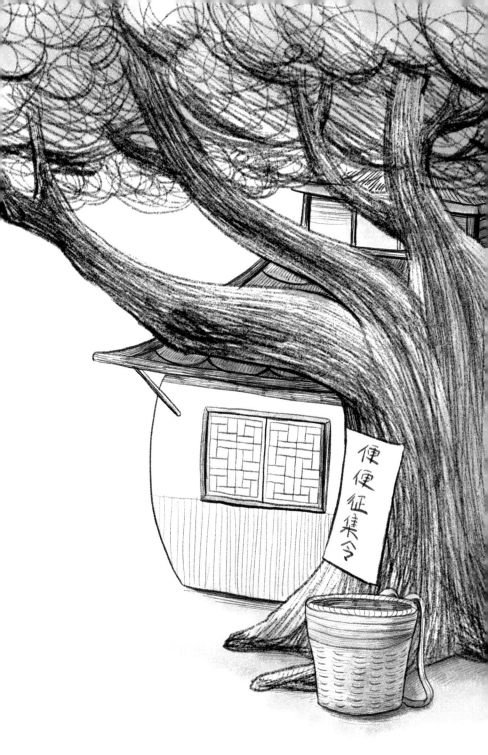

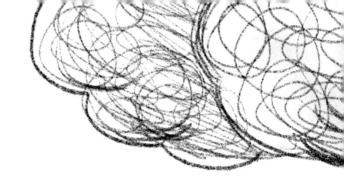

"呦呵！"

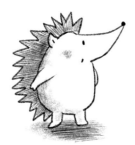

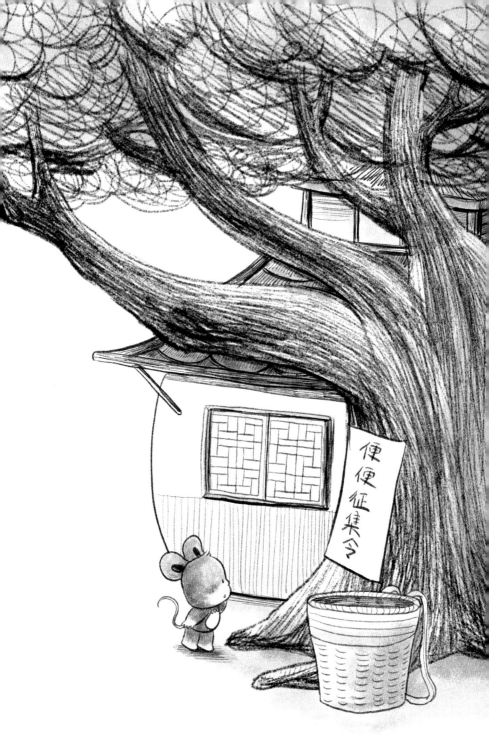

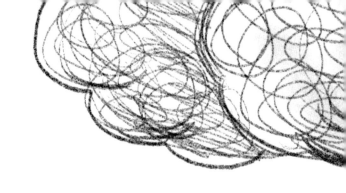

"哎呀呀！"

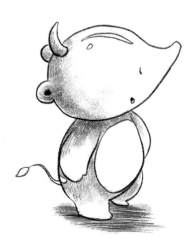

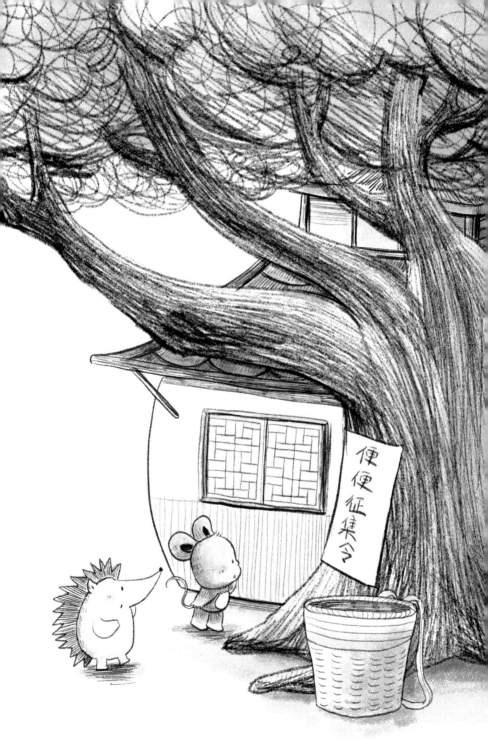

"红狐狸，你征集这些做什么？"

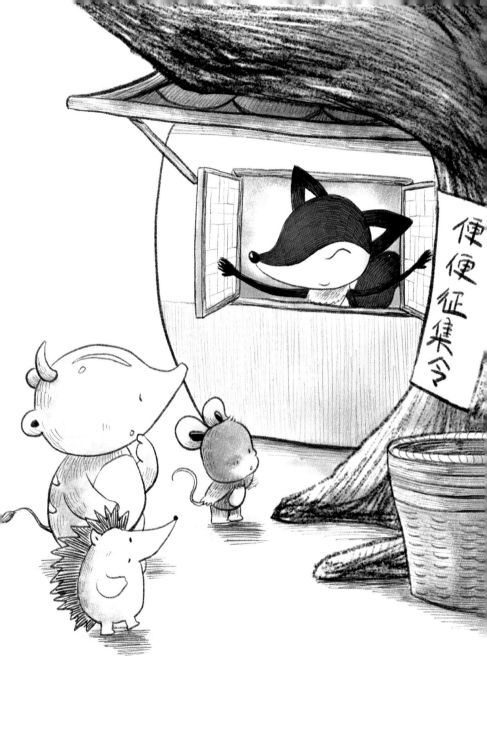

"嘘——

这些可都是好东西呢！"

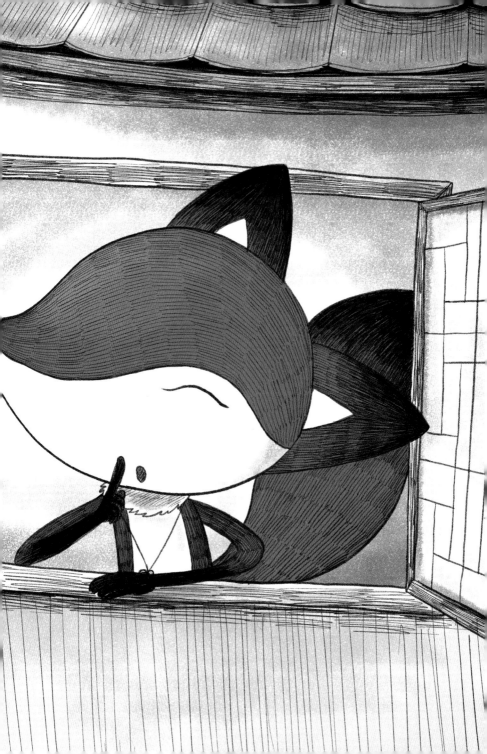

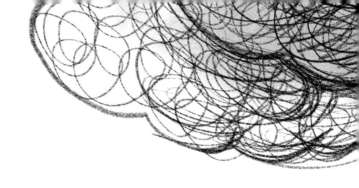

能征集到吗？

不会的吧！

不会的！

不会！

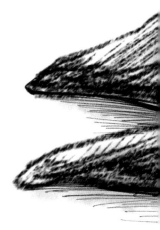

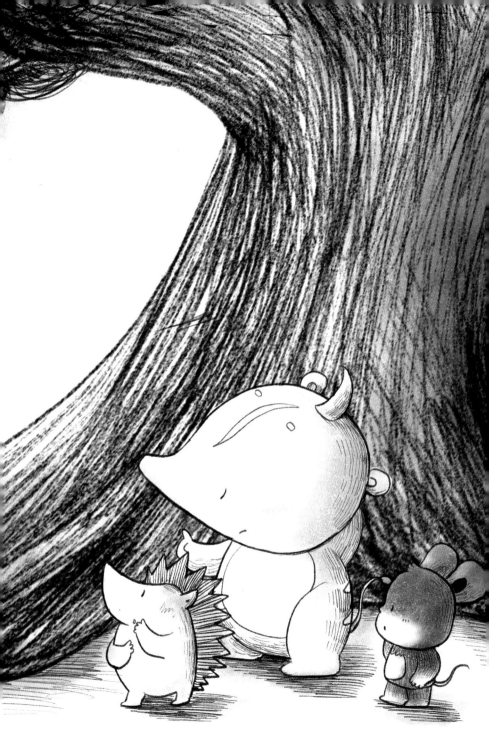

来了，来了！

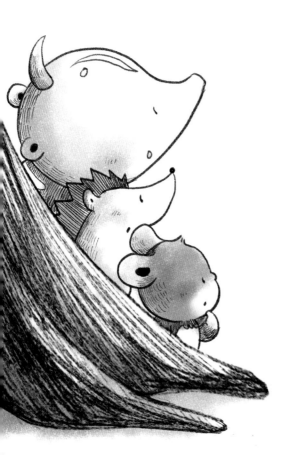

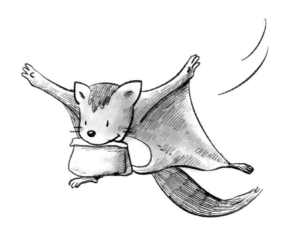
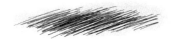

"这有什么用啊？"

"小寒号鸟的便便叫'五灵脂'，能活血散瘀，炒成炭之后还可以止血，用它配成'五灵至圣散'，可以应对蛀牙痛！"

"哇哦！"

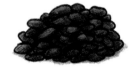

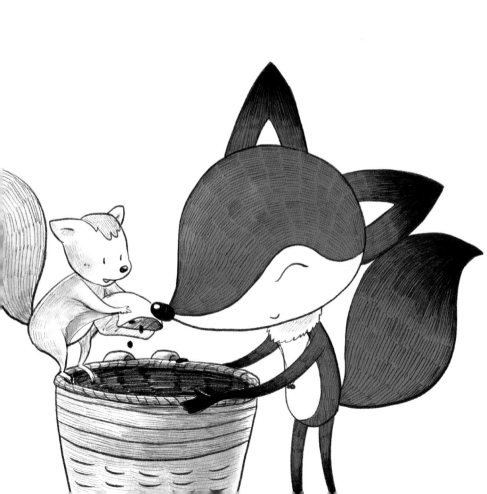

来了，来了！

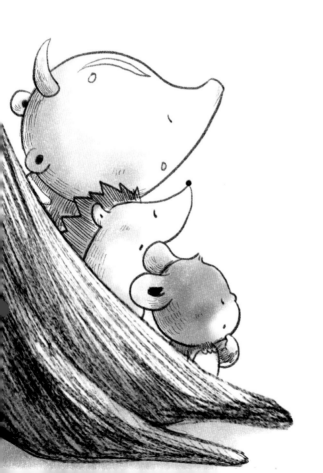

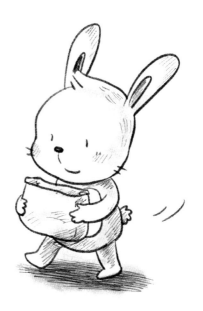

"这有什么用啊？"

"小野兔的便便叫'望月砂'，能明目、解毒、消疳积，治疗痔疮，以及眼睛的各种疾病，还能治疗小孩子脾胃不好、消化不良！"

"哇哦！！"

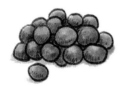

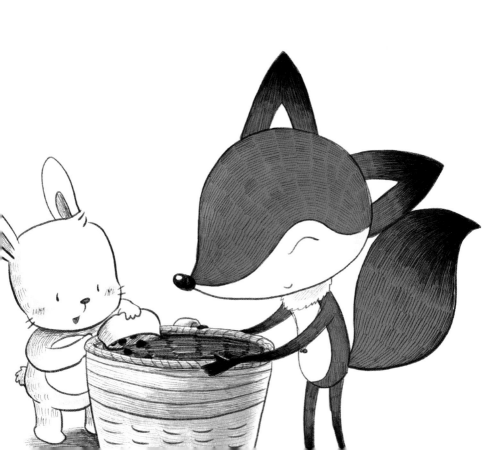

来了，来了！

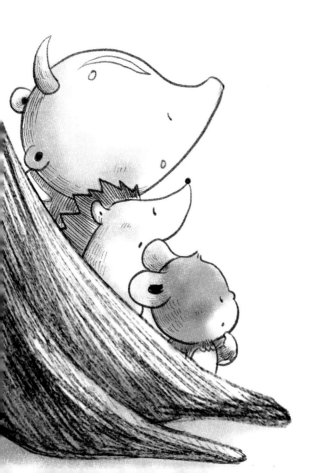

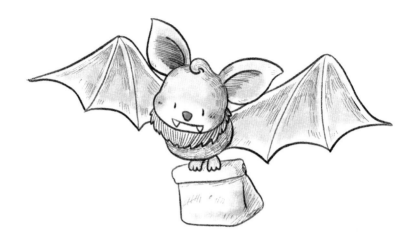

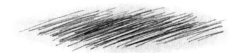

"这有什么用啊？"

"小蝙蝠的便便叫'夜明砂'，最擅长消散眼睛里面的瘀血，如果眼白出血了，或者是眼睛里面长了翳障，都可以用它来治疗！"

"哇哦！！！"

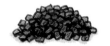

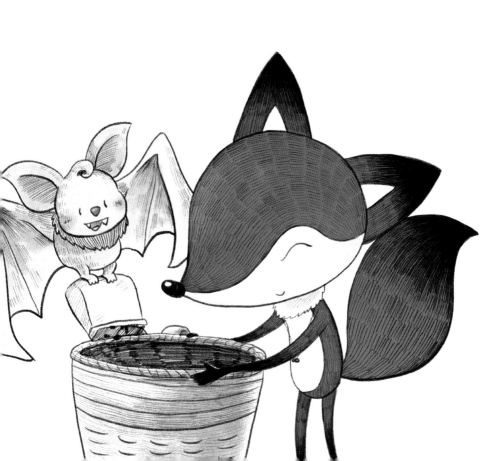

"乌龟的便便也是药吗？"

"不！不！我是替我的好朋友抹香鲸来的！"

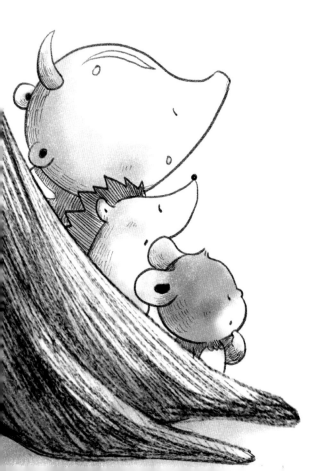

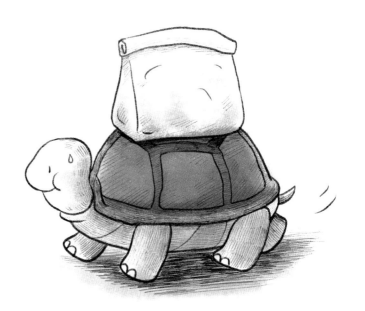

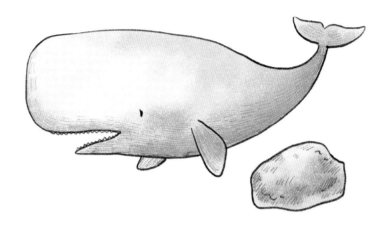

　　"抹香鲸的便便叫'龙涎香'，能开窍、化痰、止心痛、平咳喘，它不仅是一味能醒神开窍的良药，还是名贵的香料呢！"

　　"哇哦！！！！"

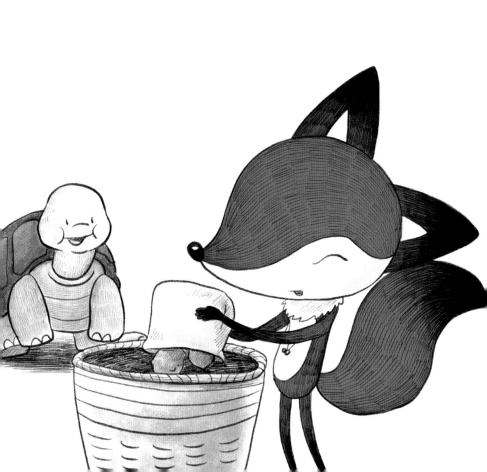

"我就说，这些都是好东西吧！"

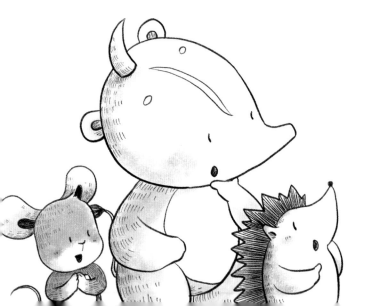

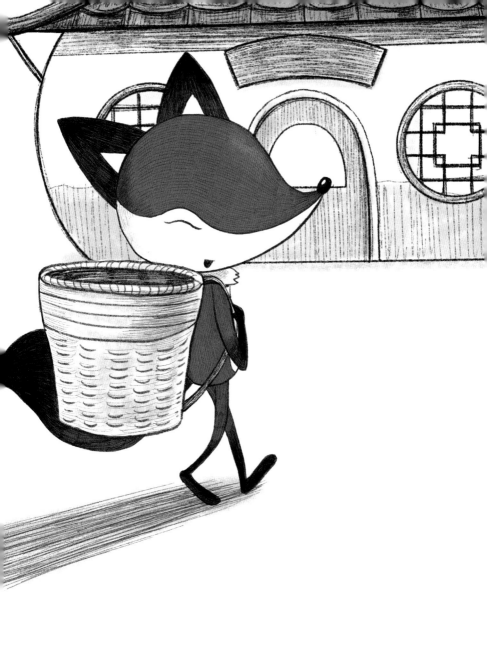

图书在版编目（CIP）数据

红狐狸的便便征集令 / 书小言文 ; 涂末末绘 . --
北京 : 中国中医药出版社 , 2024.6
（中华优秀传统文化中医药知识启蒙系列儿童绘本）
ISBN 978-7-5132-8779-1

Ⅰ.①红… Ⅱ.①书… ②涂… Ⅲ.①儿童故事—图
画故事—中国—当代 Ⅳ.① I287.8

中国国家版本馆 CIP 数据核字 (2024) 第 093595 号

中国中医药出版社出版

北京经济技术开发区科创十三街 31 号院二区 8 号楼
邮政编码　100176
传真　010-64405721
北京盛通印刷股份有限公司印刷
各地新华书店经销

开本 880×1230　1/32　印张 1　字数 30 千字
2024 年 6 月第 1 版　2024 年 6 月第 1 次印刷
书号　ISBN 978 – 7 – 5132 – 8779 – 1

定价　29.90 元
网址　www.cptcm.com

服 务 热 线　010-64405510
购 书 热 线　010-89535836
维 权 打 假　010-64405753

微信服务号　zgzyycbs
微商城网址　https://kdt.im/LIdUGr
官 方 微 博　http://e.weibo.com/cptcm
天猫旗舰店网址　https://zgzyycbs.tmall.com

如有印装质量问题请与本社出版部联系（010-64405510）
版权专有　侵权必究

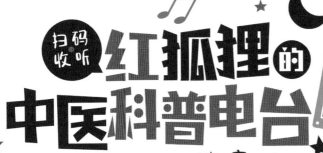

扫码收听 **红狐狸的中医科普电台**

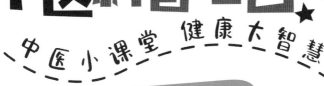

中医小课堂 健康大智慧

【知识频道】

配套有声音频充分吸收本书知识

【伴读频道】

给父母的绘本伴读方法 提高陪伴质量

【互动频道】

给宝宝的想象力趣测试 识别发展潜力

【阅读频道】

编辑精选科普好书
开拓阅读视野

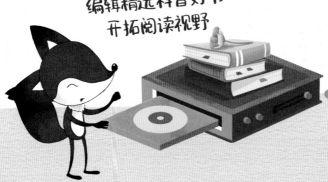